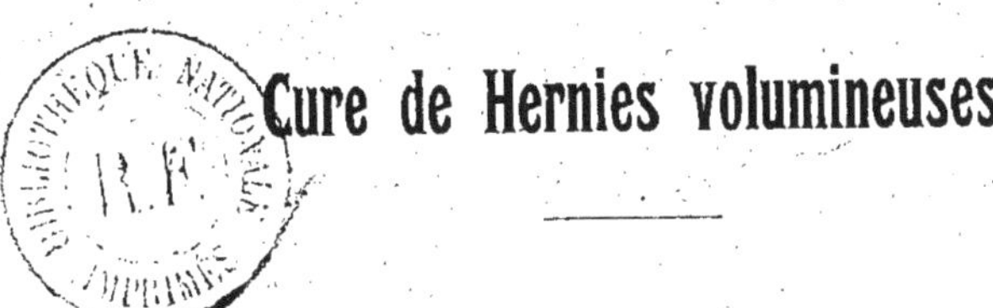

Cure de Hernies volumineuses

Branchiomes malins du Cou et Tumeurs du Médiastin

Ictère et Pancréatite

Hématométrie volumineuse et progressive
des premiers mois de la Grossesse

PAR

LE Docteur H. DURET

Professeur de Clinique chirurgicale
Associé national de l'Académie de Médecine

LILLE
IMPRIMERIE H. MOREL, RUE NATIONALE, 77

1909

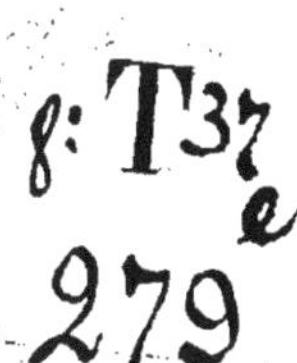

QUELQUES OBSERVATIONS

Docteur H. DURET

Cure de Hernies volumineuses

———

Branchiomes malins du Cou et Tumeurs du Médiastin

———

Ictère et Pancréatite

———

Hématométrie volumineuse et progressive
des premiers mois de la Grossesse

PAR

LE DOCTEUR H. DURET

Professeur de Clinique chirurgicale
Associé national de l'Académie de Médecine

LILLE
IMPRIMERIE H. MOREL, RUE NATIONALE, 77

1909

CURE DE HERNIES VOLUMINEUSES

Il est fort rare, d'observer des hernies crurales, atteignant le volume de celles qui, récemment, ont été soumises à notre examen, plus rare encore d'avoir à leur faire subir la cure radicale.

Louméau, dans son excellente thèse sur les *Variétés rares de la hernie crurale* s'exprime ainsi : « Il est rare d'observer par l'*anneau crural* ces hernies énormes, que l'on rencontre si fréquemment à la région inguinale, et qui constituent pour les malades une infirmité incurable. » (1)

Il ne trouve à citer que les cas de Mery, d'A. Cooper, de Thompson, et de De Roubaix.

Dans le fait de Méry, il s'agissait d'une jeune fille de 28 ans, affectée d'une hernie, qui s'étendait depuis l'aîne gauche jusqu'au milieu de la cuisse. La gangrène survint, dans cette immense tumeur, et envahit cinq à six pieds d'intestin grêle et deux circonvolutions du côlon, qui se sphacélèrent. La malade guérit cependant spontanément, conservant dans l'aîne un anus contre nature et une tumeur du volume du poing.

Dans les deux cas de A. Cooper, les hernies avaient le volume du poing. Dans celui de Thompson, la tumeur s'étendait jusqu'à la partie moyenne de la cuisse.

De Roubaix vit chez une femme de 61 ans une hernie

---

(1) Louméau. Masson, éd., Paris, 1885.

crurale réductible en masse, qui descendait au-dessus de la rotule. Son volume égalait celui d'une tête d'adulte. A propos de ce cas, l'auteur conseille une opération qu'il désigne sous le nom d'auto-plasto-raphie, et qui consiste en l'oblitération de l'anneau crural dilaté, avec des plaques de gutta-percha. Aujourd'hui, on emploirait le *celluloïde*.

Vu la pauvreté des documents, les deux cas que nous avons opérés méritent donc d'être relatés avec quelques détails.

OBSERVATION I

Hernie crurale du volume d'une tête, chez un homme. — Le cœcum, le côlon ascendant, 1 mètre d'intestin grêle et une masse épiploïque la constituent. — Hernio-laparotomie pour cure radicale. — Guérison.

Marc..., Jean, 57 ans, journalier, ouvrier métallurgiste à Hautmont où il fait un travail pénible, a vu la tumeur qu'il porte dans la région inguino-crurale débuter il y a 22 ans. Elle a subi une augmentation progressive, surtout depuis 2 ans.

Il s'agit d'une hernie du volume d'une tête d'enfant, mesurant 17 cent. dans son diamètre transversal, et 16 dans le vertical, avec une circonférence de 37 cent.

L'aspect général est celui d'une sphère un peu aplatie.

Elle commence en haut au-dessous de l'arcade de Falloppe, sur laquelle elle empiète un peu ; elle recouvre tout le triangle de Scarpa, et descend jusqu'à l'union du 1/3 supérieur avec le 1/3 moyen de la cuisse. En dehors, elle s'avance jusqu'à deux travers de doigts de l'épine iliaque antéro-supérieure, et en dedans elle confine à la verge *(Voy. fig. 1.)*.

La largeur de son pédicule est de 12 centimètres dans tous les sens.

A sa surface, la peau présente une cicatrice plate, déterminée par les pressions d'un bandage concave, dont il fait usage ; elle est mince et souple en haut, plus épaisse à la partie inférieure, où elle présente un réseau veineux à larges mailles : en dedans, elle est revêtue de poils se continuant avec ceux du pubis.

A la percussion, la tumeur a une sonorité tympanique ; elle présente du gargouillement, de l'impulsion à la toux, etc.....

La réduction totale est impossible : c'est à peine si on peut faire rentrer 1/3 de la masse.

Elle est mobile de bas en haut, et peut être renversée en partie sur le ventre ; sa cavité paraît occupée par des anses

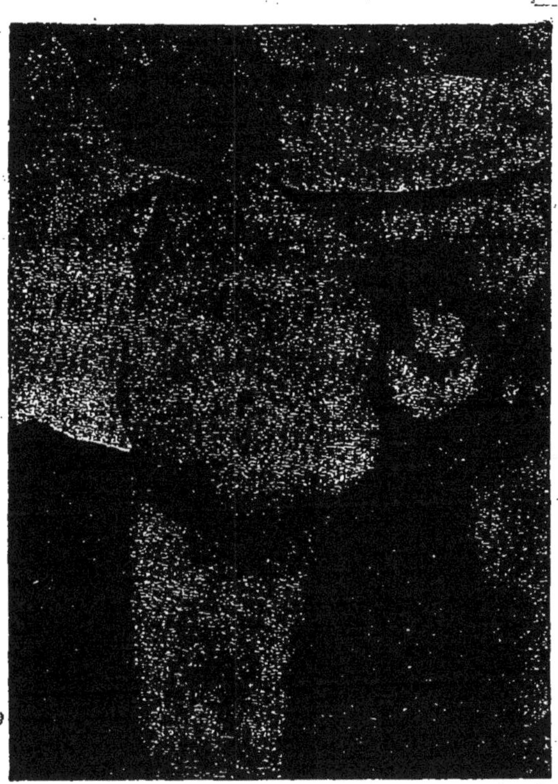

Fig. 1. — Volumineuse hernie crurale chez un homme.

intestinales distendues ; et, à la palpation, on ne trouve pas de traces bien nettes de la présence de l'épiploon.

Testicules normaux. Le canal inguinal est élargi, mais libre ; et, aucune anse intestinale ne s'y engage, sous l'impulsion de la toux.

Pas de troubles digestifs.

Diagnostic : *Grosse hernie crurale à contenu intestinal.*

Opération par M. Duret, le 25 octobre.

L'opérateur fait, selon l'axe oblique de dehors en dedans del a tumeur, deux incisions curvilignes se regardant par leurs concavités, de manière à circonscrire un lambeau elliptique, comprenant la cicatrice, qui sera enlevé.

On ouvre ensuite le sac : il contient plus d'un mètre d'intestin grêle et une portion notable du gros intestin, le cœcum avec son appendice, et une bonne partie du côlon ascendant. De plus, on trouve un paquet épiploïque, adhérent à la partie inférieure du sac.

On libère cette adhérence après ligature et on résèque la partie herniée de l'épiploon, qui atteint le volume du poing.

L'intestin grêle est libre, et on parvient assez facilement à le réduire par l'anneau crural très élargi. Celui-ci admet aisément trois ou quatre doigts. A sa partie externe, on voit nettement les vaisseaux fémoraux, occupant une portion très superficielle, presque sous-cutanée.

Le *gros intestin,* au contraire, a glissé dans le sac avec ses attaches et présente une *adhérence charnue naturelle,* selon l'expression de Scarpa, dans toute sa hauteur.

Pour obtenir sa réduction, ou plutôt son refoulement complet, le chirurgien est obligé d'agrandir et de prolonger vers le haut et du côté de l'épine iliaque son incision cutanée ; puis de débrider et même d'*ouvrir largement l'anneau crural, jusqu'à sectionner l'arcade de Folloppe, et la paroi abdominale,* au-dessus de celle-ci, dans l'étendue de quatre travers de doigts. Il pratique ainsi une véritable *hernio-laparotomie.* C'est alors seulement qu'on peut achever de réduire l'intestin grêle, et faire rentrer dans le ventre tout le gros intestin.

Le *sac herniaire* est ensuite séparé des parties voisines, disséqué, et réséqué, au voisinage de l'anneau crural.

Il faut alors procéder *à la réfection de la paroi abdominale* et *de l'arcade crurale incisée.*

Dans ce but, après avoir repéré les deux lèvres du péritoine, au-dessus et au niveau de l'arcade de Falloppe, avec des pinces à forci-pressure ; on le ferme par une suture continue au catgut, jusqu'au-dessous de l'arcade.

De la même manière, on recoud les feuillets aponévrotiques de la paroi, et l'arcade elle-même, très solidement.

Reste alors, l'anneau crural, et le collet du sac, formant une sorte de gouttière : celle-ci est soigneusement fermée par trois ligatures au catgut, passées autour du collet, avec une aiguille courbe.

Puis, on consolide toutes les sutures continues au catgut, de la paroi, de l'arcade, et de l'anneau, *à l'aide de six sutures à la soie*, passées à travers les parties déjà réunies, en se servant de la même aiguille. Ces sutures sont séparées.

Pour assurer la fermeture de l'anneau crural déjà très rétréci, on suture au catgut, puis à la soie, le ligament de Guinbernat, à l'aponévrose du pectiné ; de même, en dedans, autant que possible, en cotoyant les vaisseaux fémoraux, mais en évitant de les blesser, on abaisse l'arcade de Falloppe, et on la suture à l'aponévrose d'enveloppe et aux parties molles de la cuisse.

Puis tout le tissu cellulo-adipeux du triangle de Scarpa, formant une gouttière profonde, est réuni par une suture continue au catgut, de façon à fermer la gouttière, et à la réduire à un étroit canal, susceptible seulement de contenir un drain, qui vient se terminer dans la partie déclive de la face interne de la cuisse.

Sutures de la peau avec 3 ou 4 anses de crin de Florence, et des séries d'agrafes.

Suites opératoires excellentes. Le 2 novembre, on enlève les fils et les agrafes.

Le 10 novembre, plaie complètement cicatrisée. Guérison.

Le malade sort le 20 novembre.

OBSERVATION II

Hernie crurale volumineuse chez une femme de 58 ans. — Hernio-laparatomie. — Guérison radicale.

Mme Lengr..., Julia, 58 ans, ménagère, entre le 25 février 1907, Salle Saint-Jean, n° 6, pour être opérée d'une volumineuse hernie crurale.

Aucun antécédent pathologique.

Elle a eu trois enfants ; le dernier, mort de fièvre cérébrale, aurait actuellement 35 ans; les deux autres sont bien portants Les accouchements ont toujours été faciles.

La tumeur, qu'elle porte, remonte à 20 ans environ. Elle se serait développée, à la suite d'un effort pour soulever un panier rempli de briques. Elle a porté un bandage; mais, il était mal appliqué et se dérangeait constamment.

La hernie a grossi de plus en plus; il y a 10 ans qu'elle a atteint le volume qu'elle présente à l'heure actuelle. Pas de troubles digestifs; pas de douleur locale; rien que de la gêne.

Examen.—On observe, dans la région inguino-crurale droite, une tumeur du volume de deux poings, qui recouvre la face interne de la cuisse, masque la vulve, remonte jusqu'au-dessus du pubis, et atteint le voisinage de l'épine iliaque, au-dessous de l'arcade de Falloppe. Sa forme est sphérique, et la largeur de son pédicule dépasse quatre doigts réunis : la forme générale est sphérique (*Voy. fig. 2*).

Le diamètre vertical de la tumeur est de 28 centimètres, et le diamètre transversal de 23 centimètres.

La consistance est molle : et, on trouve de la sonorité, à la percussion. Par le taxis, on obtient une réduction des trois quarts, assez aisément. On arrive même, avec un peu de patience, à une réduction complète. Mais, il est impossible de contenir cette énorme hernie : car l'anneau crural est très large, et dépasse deux doigts; son pourtour est tranchant, surtout du côté du pubis (ligament de Gimbernat).

Cure-radicale, le 1ᵉʳ mars, par M. Duret.

Longue incision verticale, un peu oblique, selon l'axe de la tumeur. Ouverture du sac. L'intestin apparaît rouge, vascularisé, sans doute à cause des manœuvres des jours précédents. Le taxis est tenté; mais, il reste infructueux, en raison du volume de la hernie, dont les anses ressortent, et semblent avoir perdu droit de domicile.

Sans insister davantage, le chirurgien, étendant son incision vers l'épine iliaque, ouvre l'anneau, en dehors, et sectionne en haut l'arcade de Falloppe, pratiquant une sorte de *hernio-laparotomie.*

Dès lors, la réduction est facile. On oblitère momentanément l'orifice abdominal avec une compresse en tampon, puis on procède à l'ablation totale du vaste sac.

Ligature de son collet par trois ligatures au catgut, séparées entrelacées : par-dessus celles-ci, une forte ligature totale est appliquée.

On procède d'abord, à *la réfection de l'arcade de Falloppe*, et *au rétrécissement du large anneau*, par des sutures séparées au

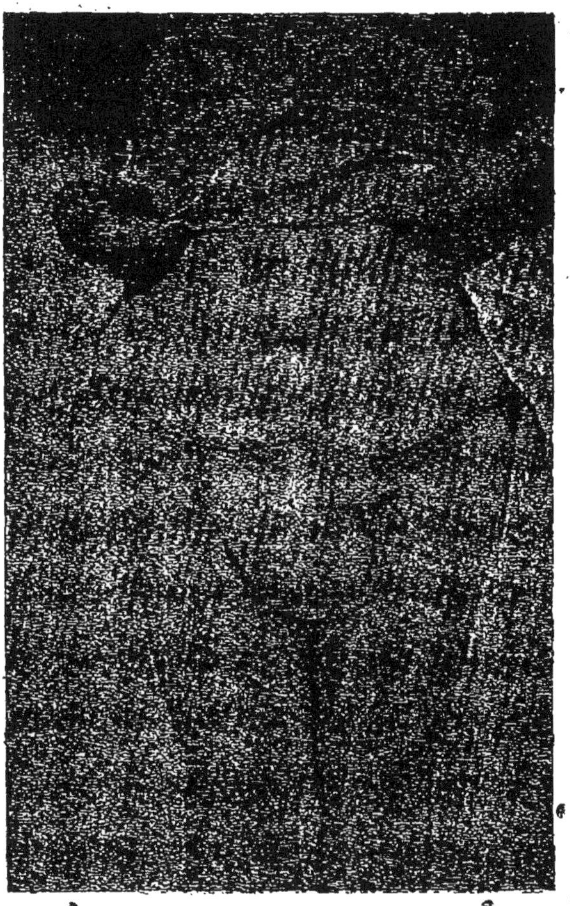

Fig. 2. — Volumineuse hernie crurale chez une femme.

catgut ; puis, on suture, également par des points séparés, au catgut, l'arcade de Falloppe à l'aponévrose pectinéale, et aux tissus fibreux, jusqu'au contact de la veine fémorale.

Quand l'orifice crural nous paraît obturé autant que possible, *par ce bâtis au catgut*, nous le consolidons par *trois ou quatre fils de soie*, assez forts, qui vont de la même arcade fibreuse à l'aponévrose et au muscle pectiné.

Par-dessus ce plan de résistance, nous ramassons à l'aide d'une suture continue au catgut tout le tissu cellulo-adipeux de la région voisine du triangle de Scarpa, en évitant de léser la veine.

Nous refermons la peau par quelques sutures au crin de Florence, et une large ligne d'agraffes. Deux drains sont posés, l'un à la cuisse, à la partie moyenne de la plaie opératoire ; l'autre à la partie inférieure de la grande lèvre ; car l'incision opératoire a dû être descendue jusqu'à celle-ci.

Le pansement est refait le 5 mars : plaie très belle. Pas d'élévation de température, pouls bon, état général satisfaisant.

Les agrafes sont enlevées le 7° jour ; la réunion par 1re intention est parfaite.

La malade sort complètement guérie le 27 mars.

L'opération que nous avons faite, chez nos deux malades, pour obtenir la cure radicale, consiste en une vaste *hernio-laparotomie.*

Seule une très large intervention permettait, dans le premier cas, de réduire, de remonter par dissection le cœcum et le côlon ascendant, qui faisaient partie de la hernie.

Nous avons divisé dans une large étendue, *l'anneau crural, l'arcade de Folloppe, et au-dessus de celle-ci, la paroi abdominale, jusqu'à une hauteur d'au moins 12 à 15 centimètres.*

C'est cette large incision qui permet aisément la réduction des parties contenues, et surtout une bonne réfection de la paroi, de l'anneau, de l'arcade, etc.

Par des sutures au catgut échelonnées de haut en bas, *à points séparés, et sur deux ou trois plans*, nous arrivons à transformer toute la cavité formée par le sac, préalablement extirpé, *en une sorte de gouttière*, que les plans superposés de catgut rendent de plus en plus étroite, jusqu'à laisser à peine passage à un drain du volume d'un manche de porte-plume. Nous abaissons aussi l'arcade crurale, le ligament de Gimbernat, et nous les fixons à l'aponévrose crurale et pectinée.

Lorsque *le bâtis* fait au catgut *est aussi parfait que possible*, alors nous le consolidons dans toute sa hauteur, par huit ou dix sutures séparées *à la soie forte, bien stérilisée*.

Le résultat obtenu, quand les malades ont quitté l'hôpital, était si satisfaisant, si complet, qu'il y a lieu d'espérer que la cure restera bien radicale. — Ce sera un service inappréciable rendu à ces malades, considérés comme irrémédiablement infirmes, à cause du volume exceptionnel de leurs hernies.

BRANCHIOMES MALINS DU COU & TUMÈURS DU MÉDIASTIN [1]

A) Sous la dénomination de cancer primitif des ganglions du cou, les chirurgiens enlevaient, jadis, des tumeurs malignes qui, en réalité, n'étaient pas de nature ganglionnaire, — qu'on a reconnu avoir leur origine dans des restes ou vestiges embryonnaires, — et que M. le Dr Veau a étudiées récemment dans sa remarquable thèse de 1901, sous les noms de *branchiomes malins* de la région cervicale.

Volkmann en avait, le premier, signalé la nature en 1882 ; et depuis, plusieurs travaux importants, entre autres celui de Gussenbauer pour le jubilé de Billroth (1892), avaient été consacrés à leur étude et à la démonstration de leur origine branchiale.

Cliniquement, ce sont des tumeurs *primitives*, nullement en corrélation avec une lésion des régions viscérales correspondantes.

Ou, si elles sont *secondaires*, elles résultent de la transformation de la dégénérescence, *in situ*, d'un kyste ou d'une fistule *branchiale*.

Elles ont deux sièges de prédilection : derrière l'angle de la mâchoire, ou dans la région carotidienne moyenne, au niveau de l'os hyoïde.

B) Mais, il est probable que des tumeurs de même nature peuvent aussi apparaître dans d'autres régions de la face et

---

(1) Communication à l'Académie de Médecine.

du cou, *en rapport avec l'appareil branchial de l'embryon*.

C'est ainsi que dès 1906, dans un travail du Congrès de chirurgie, Cunéo et Veau émettaient déjà l'hypothèse que certaines *tumeurs mixtes* des glandes salivaires, en particulier dans la *parotide* et la glande *sous-maxillaire*, avaient une origine embryonnaire, un point de *départ branchial*; ainsi s'expliquait la présence, dans ces tumeurs, de tissus très divers, tels que les tissus conjonctifs, fibreux, embryonnaires, sarcomateux, myxomateux, cartilagineux et même osseux, qui en forment la trame fondamentale, souvent parcourue par des *boyaux* ou *traînées épithéliales* de disposition et de nature toutes spéciales, et nullement en rapport avec l'épithélium des acini glandulaires. — Il existe assurément des *adénomes* et des *carcinomes alvéolaires vrais*, ayant leur origine dans une transformation de l'épithélium des glandes parotidiennes ou sous-maxillaires ; mais ils sont de nature et de structure vulgaires, et ils diffèrent totalement des tumeurs mixtes.

Nous avons eu l'occasion en 1902, d'étudier, avec notre collègue le professeur Augier, une de ces tumeurs *occupant la région sous-maxillaire*, que nous avions extirpée.

Elle avait le volume d'un gros œuf de poule, et, sur la coupe, on voyait que, quoique contiguë à la glande sous-maxillaire, *elle en était parfaitement distincte*. Celle-ci avait été seulement légèrement infiltrée, en un des points de sa périphérie, par le néoplasme malin. Celui-ci avait une trame essentiellement fibreuse, avec, çà et là, quelques îlots embryonnaires, qui contenait dans son épaisseur de nombreux bourgeons épithéliaux avec *globes épidermiques* très caractérisés (1).

Dans les derniers numéros de la *Revue de Chirurgie*, Massabuau, de Montpellier, a repris cette étude des *tumeurs mixtes des glandes parotide et sous-maxillaire*. — Au milieu

______

(1) *Bull. Soc. anat.-clin. de Lille*, 1903, p. 73.

d'une trame épaisse, conjonctive, myxomateuse, sarcomateuse, etc., elles renferment des amas, des traînées, des cordons ou cylindres d'*épithélium pavimenteux*, parfois avec de nombreux *globes épidermiques* : les cellules, qui composent ces amas, ont tous les caractères des *cellules malpingiennes typiques*, avec gros noyau ovalaire, protoplasme clair, filaments d'union, etc. Parfois, sur certaines coupes, on rencontre çà et là, mêlés aux masses d'épithélium pavimenteux, quelques acini glandulaires, à cellules régulières, tout à fait semblables aux acini de la glande normale. — L'auteur admet, à la suite d'Hirnshberg et de Wilms, que l'origine, l'histogenèse de ces tumeurs, a son point de départ dans un développement plus ou moins tardif de *germes glandulaires embryonnaires*, longtemps demeurés à l'état lalent. — De là à supposer, au moins pour certaines d'entre elles, une origine branchiale, il n'y a qu'un pas à franchir ; car, les fentes branchiales ont un feuillet ectodermique épithélial qui, aussi bien que le feuillet moyen, peut être inclus au moment de la fermeture de la branchie fœtale. D'autre part, ces régions sont souvent le siège de kystes et de fistules dermoïdes d'origine branchiale (1).

C) Dans la région profonde et moyenne du cou, P. Berger, F. Trèves, P. Lauth ont décrit des tumeurs épithéliales primitives, souvent volumineuses, qui, comme les précédentes, adhèrent fortement à la gaîne des vaisseaux, en particulier *à la veine jugulaire profonde* qu'il faut toujours réséquer ; mais qui en diffèrent, parce qu'elles sont creusées de petites cavités kystiques, à épithélium cubique ou cylindrique, ayant un contenu colloïde ; ou encore, sont parsemées de grands kystes à contenu séro-sanguin, qui ne sont que des transfor-

---

(1) La théorie de **Massabuau** n'explique pas pourquoi la glande salivaire voisine reste *intacte*, à côté de la masse pathologique. Nous l'avons retrouvée saine, à peine envahie. Ce fait se comprend mieux avec l'hypothèse de l'inclusion branchiale.

mations des premières. Des végétations épithéliales remplissent également bon nombre de ces kystes, ou s'étendent dans le tissu conjonctif voisin sous forme de cordons pleins, de cylindres simples ou ramifiés, d'amas épithéliaux parfois creusés de petits kystes en miniature.

L'existence de ces nombreux *kystes à matière colloïde* et les *végétations endo-kystiques* les rendent tout à fait semblables aux *épithéliomes primitifs de la glande thyroïde*, tels que celui qui a été décrit par le professeur Cornil, en 1875, dans les *Archives de Physiologie*. A cause de cela, Berger fait de son cas, très remarquable, un épithélioma développé dans une *thyroïde accessoire*, située dans la profondeur du cou, loin du siège de la glande normale.

C'est là une hypothèse soutenable, quoique non démontrée ; mais l'existence de nombreux cordons, traînées ou cylindres et amas épithéliaux dans un stroma conjonctif épais, à peine modifié, les rapproche singulièrement de la structure des *épithéliomas branchiogènes* de Volkmann, des *branchiomes* de Cuneo et Veau. Dans leurs préparations, ceux-ci rencontrent aussi de petites cavités kystiques à contenu colloïde ; mais, elles sont en moins grande quantité et de petit volume.

A cause des analogies de situation, du siège commun, des similitudes d'évolution, de l'adhérence à la gaîne des gros vaisseaux, il nous paraît impossible d'affirmer avec certitude que le point de départ primitif de ces néoplasmes ait eu lieu, ainsi que l'indiquent Berger et Trèves, *dans une glande thyroïde aberrante*, accessoire (quoique cela soit possible), et de nier qu'il ne s'agisse dans les deux cas de branchiomes malins, de variétés différentes, si on le veut. Cependant il est vrai que Streckeisen, Madeburg, ont montré que ces glandes thyroïdes accessoires, se rencontrent parfois dans la profondeur du cou ; mais le plus souvent en contact avec la paroi latérale du pharynx, ou même à l'intérieur du larynx et de la trachée.

On ne peut donc rejeter complètement la proposition de

Berger, qui veut qu'à côté des carcinomés branchiogènes de Volkmann, qui sont des épithéliomas pavimenteux, on puisse décrire des adéno-épithéliomes profonds, occupant exactement le même siège et présentant la structure des *adéno-épithéliomes de la thyroïde*.

Mais cet auteur a soin d'ajouter, que la tumeur qu'il décrit ne présentait aucun caractère qui permette de la distinguer, à l'examen clinique, des *carcinomes branchiogènes*.

Enfin, Veau fait observer qu'aucun auteur n'a mentionné de thyroïdes accessoires dans la gaîne des vaisseaux ; que celles-ci se rencontrent plutôt sur la ligne médiane, autour de l'œsophage et le long de l'artère thyroïdienne inférieure, ou jusque dans le médiastin.

D'ailleurs, entre un *épithélioma branchiogène* et un *épithélioma thyroïdien* les différences ne doivent pas être grandes, originairement; puisque, la glande thyroïde elle-même n'est qu'une invagination ectodermique du troisième arc branchial. Dans un cas, la cellule ectodermique branchiale reste incluse à l'état latent, jusqu'à ce qu'une cause intrinsèque intervienne, qui la fasse se développer en branchiome malin ; dans l'autre, la même cellule, vers la fin du premier mois de la vie intra-utérine, a évolué de manière à donner naissance à la glande thyroïde.

D) Il est une autre région du cou qui doit, *a priori*, être un foyer d'élection pour les productions *d'origine branchiale*, bénignes ou malignes : c'est celle du creux et de l'espace sous-sternal; en un mot, le *médiastin antérieur*.

L'embryogénie, en effet, nous apprend que les troisième et quatrième arcs branchiaux *sont profondément ensevelis* sous la saillie du deuxième arc branchial, qui les surplombe ; qu'ils se recroquevillent en quelque sorte, au-dessous de lui, et disparaissent par atrophie.

Ces derniers arcs branchiaux, ensevelis dans le mésoderme, peuvent cependant ne pas s'atrophier totalement, et *laisser des débris épithéliaux* qui, d'abord sous-hyoïdiens et médians, sont voisins de la face antérieure du péricarde. Au moment de la descente du cœur et des racs aortiques, ils disparaissent *derrière la paroi thoracique* et vont dans le *médiastin antérieur.*

Il ne paraîtra donc pas étonnant que se puissent développer ultérieurement, dans le médiastin antérieur, des kystes dermoïdes et des tumeurs diverses *d'origine branchiale,* comme nous en avons observé dans la région du cou proprement dite.

Dans un travail récent des *Archives de Médecine expérimentale* (Septembre 1907), Thiroloix et Debré, en dehors des tumeurs ganglionnaires vraies, distinguent dans le médiastin antérieur trois variétés principales de néoplasmes : 1º des *thymomes;* 2º des *épithéliomas cutanés par inclusion;* 3º des *branchiomes malins.*

Le deuxième et le troisième groupes de ces néoplasmes sont des produits *d'inclusion fœtale.*

Les épithéliomas cutanés, constitués par une charpente fibreuse dense, contenant des alvéoles ou des boyaux remplis de *cellules épithéliales malpigiennes,* avec parfois des *globes à cellules cornées,* sont à proprement parler, de véritables tumeurs de la peau, incluses dans le médiastin. Elles proviennent, soit de l'ectoderme des derniers arcs attirés derrière le sternum par la descente du cœur et du péricarde, soit de l'enclavement d'une portion du tégument cutané de l'embryon au moment de la fermeture du thorax, d'après la théorie de Lannelongue et Achard. — Ils ont, en un mot, la même origine que les kystes dermoïdes rétro-sternaux.

Les *branchiomes malins du médiastin* ont, d'après Thiroloix et Debré, une structure absolument identique à celle décrite par Veau et Cunéo dans les *branchiomes cervicaux.*

Ce sont des néoplasmes à stroma conjonctif, souvent devenus myxomateux avec cellules fondamentales de formes variées (cubiques, rondes, étoilées avec gros noyau et proto plasma clair), répandues en files dans le stroma, ou disposées en traînées plexiformes, et parfois en amas nodulaires. Çà et là, on y trouve des globes épidermiques inversés (Veau) ou des vésicules à contenu colloïde.

Dans le cas qui fait l'objet de notre communication à l'Académie, la coexistence d'une *tumeur cervicale* volumineuse (qui fut l'objet d'un acte opératoire), avec une volumineuse tumeur *rétro-sternale*, et sa continuité avec elle, nous fit penser tout d'abord que nous avions affaire à un *branchiome malin du cou, prolongé dans le médiastin*. C'était là une belle démonstration de l'hypothèse de Thiroloix et Debré, à savoir : que *certaines tumeurs médiastinales ne sont que des branchiomes malins*.

Mais l'examen histologique très minutieux, fait par le Dr D. Augier, nous a montré, qu'en réalité, il s'agissait d'un *thymome*, c'est-à-dire d'un néoplasme du thymus, formé d'une *portion cervicale* et d'une *portion rétro-sternale*, en continuité l'une avec l'autre.

Le *siège* et la *configuration anatomiques* ont fait ranger un certain nombre de néoplasmes médiastinaux parmi les thymones, ou tumeurs dues à une dégénérescence ou transformation du thymus fœtal, par persistance de quelques-uns de ses restes, jusqu'à l'âge adulte ou plus tard.

Mais il est aussi deux *caractères histologiques* qui sont invoqués pour en faire des tumeurs spécifiques. Ce sont, d'une part, la présence dans ces tumeurs, à aspect de lymphadénome ou de lymphosarcome, de *corpuscules de Hassa-* (sorte d'amas de grandes cellules imbriquées à la périphérie avec un centre contenant de plus petits éléments), et, d'autre part, des *traînées trabéculaires de cellules glandulaires épithéliales*.

Or, l'examen histologique de notre tumeur a révélé qu'elle était constituée de *nombreux éléments lymphoïdes*, absolument semblables aux cellules propres du thymus normal, laissant parfois apercevoir entre elles un *reticulum net*, au milieu desquelles, sur certaines coupes, on constate l'existence de *rubans ondulés, constitués par des cellules beaucoup plus volumineuses, d'aspect endothélial;* et, çà et là, de *corpuscules* formées de cellules aplaties, disposées concentriquement comme des écailles, et *rappelant absolument les corpuscules de Hassal du thymus normal.*

On peut donc désigner ce néoplasme sous le nom de *lymphome du thymus*, avec corpuscules de Hassal.

Une dernière particularité intéressante reste à commenter : l'existence d'une grosse tumeur au cou, remontant jusqu'à l'angle de la mâchoire dans la gaîne carotidienne, très adhérente à la veine jugulaire interne, et se continuant en bas *avec une masse médiastine de même nature histologique.*

Faut-il admettre qu'il existait, *dans la région cervicale,* des débris du thymus, s'élevant jusqu'à l'os hyoïde ?

Ou peut-on supposer, qu'il s'agit d'une *dégénérescence en masse des vestiges branchiaux,* s'étendant des régions du deuxième arc branchial au tissu cellulaire du médiastin ?

Bien que le thymus ait son origine dans l'invagination de l'ectoderme des bords de la fente branchiale, qui sépare l'arc hyoïdien du 3e arc, il est difficile de se prononcer.

Mais on a la preuve, dans ce cas pathologique intéressant, des connexions étroites, qui peuvent relier, ainsi que le supposent Thiroloix et Debré, les branchiomes du cou à certains néoplasmes du médiastin.

C'est ce que nous voulions mettre en lumière, dans le but de jeter quelque éclaircissement sur la *pathogénie des tumeurs du médiastin.*

OBSERVATION

Tumeur du médiastin et du cou ; lymphome thymique.

B..., Ida, de Wignehies, 15 ans, entre le 26 novembre 1907 dans le service de M. le professeur Duret.

Pas d'antécédents personnels ; non réglée.

Père et mère vivants ; douze frères et sœurs ; aucun cas analogue dans la famille.

C'est seulement, il y a 3 ou 4 mois, qu'elle a remarqué une petite tumeur du volume d'une grosse noix, au-dessous de l'angle maxillaire gauche.

Dans les dernières semaines, la petite tumeur aurait rapidement augmenté de volume, et des douleurs irradiées se seraient fait sentir dans le bras gauche.

Depuis un mois environ, gêne respiratoire marquée ; dyspnée au moindre effort.

Examen. — On constate, occupant toute la face latérale gauche du cou, une tumeur ovoïde, à grand axe oblique en bas et en avant, soulevant le muscle sterno-mastoïdien, et repoussant le larynx et la trachée ; elle descend très bas dans le triangle sus-claviculaire et surplombe un peu la clavicule ; elle mesure en hauteur 14 centimètres et en largeur 17 centimètres, car elle déborde en arrière le muscle sterno-mastoïdien.

La peau est mobile et sans changement de coloration. La tumeur elle-même se déplace sur les plans profonds de droite à gauche, mais non de haut en bas ; elle n'accompagne pas le larynx dans les mouvements de déglutition.

Au palper, sa consistance est ferme, mais non dure, sans point de ramollissement, sans rénitence.

On observe un lacis veineux à larges et grosses mailles, sur la région supérieure de la poitrine et sur la face antérieure du cou, qui apparaît tuméfié dans son ensemble, mais non œdémateux.

Il y a un peu d'hypertrophie de l'amygdale gauche, qui paraît plutôt repoussée et rendue saillante par le néoplasme sous-jacent.

La percussion des régions sternales révèle un peu de submatité ; et, l'on peut penser à un certain degré d'adénopathie trachéo-bronchique.

La face est bouffie, les lèvres cyanosées par hyperhémie et turgescence de ses vaisseaux ; légère exophtalmie.

Tachycardie (104 pulsations) ; dyspnée intense au moindre mouvement, empêchant le repos en position horizontale.

La face latérale droite du cou ne présente rien d'anormal.

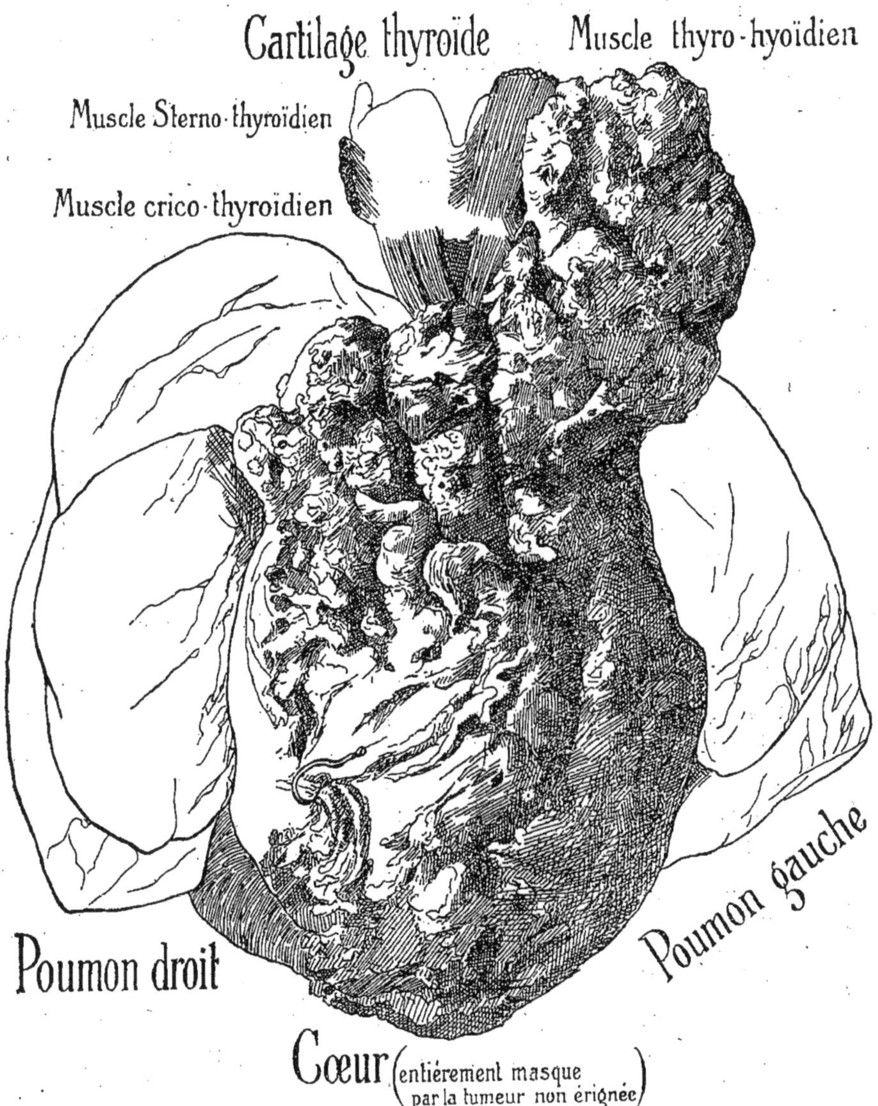

TUMEUR DU COU ET DU MÉDIASTIN

(LYMPHÔME THYMIQUE)

(Dessin de M. Perdrigé, élève du service.)

Pas d'hypertrophie de la rate ou du foie.

Le diagnostic fut d'abord celui de lymphadénome ou de lympho-sarcome ; mais l'examen du sang n'indiqua pas de leucocythémie réelle.

On trouva 4.662.000 globules rouges et 14.260 globules blancs ; La formule leucocytaire fut la suivante :

Polynucléaires, 75.

Mononucléaires, 17.

Lymphocytes, 8.

Opération. — On essaya, le 28 novembre, d'extirper la masse néoplasique cervicale. L'incision de la peau entraîna la section du réseau veineux, dont tous les rameaux, qui laissaient refluer du sang en abondance, furent pincés et liés. Le sterno-mastoïdien ayant été sectionné en travers, on aperçut à la face antéro-interne du néoplasme la *veine jugulaire interne*, très volumineuse, adhérente au tissu néoplasique dans toute sa hauteur. On plaça des ligatures à ses deux extrémités, et on l'enleva avec la tumeur. L'énucléation de celle-ci, faite la plupart du temps avec les doigts, fut pénible, mais rapidement exécutée. L'artère carotide et le nerf pneumogastrique avaient pu être réclinés.

L'opération était à peine terminée, que la respiration se suspendit, et que le cœur cessa de battre : tous les efforts pour ranimer la malade restèrent infructueux.

Autopsie. — On constate que la masse néoplasique du cou a été totalement enlevée lors de l'opération. Mais il reste un pont de substance néoplasique derrière l'articulation sterno-claviculaire gauche, reliant probablement la tumeur cervicale à la tumeur médiastine ; la largeur de ce pont est d'environ 3-4 centimètres.

Dans le médiastin *(Voy. figure)*, antérieur, en avant des poumons et du cœur, refoulés en arrière, on trouve une volumineuse tumeur médiastine piriforme, à grosse extrémité inférieure, reliée par des adhérences très fortes à la face postérieure du sternum et des côtes. Elle dépasse le volume de deux poings et recouvre complètement la face antérieure du péricarde, à laquelle elle adhère dans toute son étendue. Elle engaîne tous les gros vaisseaux de la base du cœur, la bifurcation de la trachée, etc.

La surface externe de la tumeur médiastine est assez régulière et lisse, encapsulée. Elle est d'une consistance assez ferme, d'un aspect blanc-grisâtre sur la coupe, avec quelques points hémorrhagiques ; à la pression, on obtient un suc blanc laiteux. Son aspect général est celui d'une tumeur conjonctive maligne. Dans la masse néoplasique du cou on trouve quelques amas blanc-jaunâtre, nécrosés; poumons atélectasiés, réduits au tiers de leur volume ; aucune adhérence pleurale : les vaisseaux de la base du cœur sont englobés, mais non envahis. Aucune autre manifestation ganglionnaire, ni dans la poitrine, ni dans la partie droite du cou. Une autopsie complète a été impossible.

Examen histologique. — Des coupes très nombreuses ont été faites par M. le Dr D. Augier, chef de clinique, sur la tumeur principale et sur son prolongement cervical. Inclusion à la celloïdine, coloration à l'hématoxyline, au fer éosine orange.

La tumeur est constituée par des éléments cellulaires de faible volume, arrondis, à noyau fortement coloré, à protoplasma peu abondant, présentant absolument le type des lymphocytes et ressemblant de très près, par leurs caractères morphologiques, aux éléments lymphoïdes normaux du thymus. Ces éléments lymphoïdes, dans les points où ils ne sont pas tassés en trop grand nombre les uns à côté des autres, laissent apercevoir un réticulum net.

A côté de ces éléments constituants principaux de la tumeur, on aperçoit, très nombreuses sur certaines coupes, des *traînées cellulaires* se présentant sous forme de rubans ondulés, constitués par des cellules beaucoup plus volumineuses, d'*aspect endothélial.* La nature de ces productions épithéliales est nettement vasculaire.

Ces rubans épithéliaux, loin d'être de forme régulière, sont renflés en certains points, rétrécis en d'autres, et présentent des connexions manifestes et étroites, avec un certain nombre de formations d'aspect épithélial, constituées par des cellules aplaties, disposées concentriquement, comme des écailles, et rappelant absolument les corpuscules de Hassal du thymus normal.

Les connexions nettes et évidentes, que présentent ces corpuscules, avec les traînées de nature vasculaire dont nous

avons parlé plus haut, sont un argument en faveur de l'origine vasculaire et endothéliale des corpuscules de Hassal, en
opposition avec les idées qui admettent que les corpuscules
de Hassal constituent les vestiges d'un thymus épithélial
primitif.

En somme, il s'agit d'une *tumeur maligne du thymus*,
d'un *thymome*. Cette tumeur est de nature conjonctive, c'est
un lymphome.

On retrouve, dans ce néoplasme, des formations analogues
aux corpuscules de Hassal, dont les connexités étroites avec
les traînées endothéliales très nettes dans la tumeur semblent démontrer *l'origine vasculaire*.

ICTÈRE & PANCRÉATITE

Les ictères chroniques, graves, permanents, *ne sont pas toujours sous la dépendance de calculs oblitérants du canal cholédoque*, ni même *de compressions* de ce conduit par les organes voisins, en particulier par le pancréas hypertrophié.

L'observation communiquée par M. le professeur Desplats dans la dernière séance montre : qu'il semble exister certaines formes d'*hypertrophies hépatiques*, susceptibles d'engendrer l'*ictère permanent*. Notre distingué collègue paraît regretter que nous soyons intervenu. Qu'il nous permette d'être d'un avis un peu différent.

Dans son cas, il résulte de l'examen nécropsique et des recherches attentives de notre collègue, le professeur Augier, que le malade a succombé à une affection *complexe* déjà fort avancée. Il semble que sur une *cirrhose alcoolique ancienne* (bi-veineuse) se soit greffée une *cirrhose d'infection* (dite cirrhose d'Hanot), d'origine *plus récente*.

Dans ces conditions, le drainage des voies biliaires (l'hépaticus drainage, comme on dit maintenant), pouvait avoir un bon résultat, en favorisant le dégorgement et la désinfection hépatique, s'il eut pu être pratiqué en temps opportun. C'est ce que prouvent plusieurs observations de Terrier, Hartemann et autres.

D'autre part, je ne suis pas convaincu que la compression

de la terminaison du cholédoque ne jouât pas un certain rôle dans les accidents de rétention biliaire : car, au moment de l'opération, nous trouvâmes au palper la tête du pancréas assez hypertrophiée — et, d'autre part, M. Augier, à l'examen histologique, a reconnu l'*existence d'une irritation et d'une infection pancréatique manifestes.*

Aujourd'hui, à la suite de bon nombre de chirurgiens, je me propose d'appeler l'attention de la Société, sur le rôle *important, manifeste, du pancréas,* ou plutôt de la *pancréatite chronique,* dans les infections et rétentions *hépatico-biliaires ;* bien plus, en certains cas, il est, *seul,* le foyer de l'infection ; et, il y a intérêt à intervenir, à drainer, l'*espace péri-pancréatique,* ainsi que vient de l'établir le professeur Vautrin, dans un mémoire fort intéressant de la *Revue de Chirurgie* (Mai 1908).

Sans insister davantage sur ces faits, très importants à connaître par les médecins autant que par les chirurgiens, je me bornerai aujourd'hui à résumer une observation remarquable d'ictère *chronique grave,* très accusé, et dont l'issue funeste semblait prochaine ; et, où l'intervention chirurgicale sauva assurément les jours de la malade et la guérit complètement.

Il y avait coexistence de *calculs biliaires* et d'*une pancréatite chronique très volumineuse,* qui fut d'abord prise, au moment de l'opération, *pour un cancer* irrémédiable de la tête du pancréas.

La malade nous fut adressée par le professeur Baltus ; et, c'est après mûr examen que, malgré la gravité de l'état général, nous résolûmes, ensemble, de conseiller une intervention chirurgicale.

Observation (Notes du Prof^r Baltus). — « Mme L. Pl. de B., 35 ans, avait eu la fièvre typhoïde il y a dix ans.

Depuis sept ou huit ans, elle était sujette à des coliques hépatiques survenant environ deux fois par an.

. En décembre dernier (1907), anorexie, pesanteur, renvois nidoreux abondants, vomissements alimentaires quotidiens, selles régulières. Cet état se prolonge sans modifications jusqu'en février courant.

A ce moment *apparaît un ictère*, qui se prononce vivement, et donne rapidement à la peau, une *teinte jaune-brune des plus prononcées;* les vomissements persistent, mais plus espacés ; il y a de la constipation, de la décoloration des matières fécales, du pigment en masse dans les urines. Les démangeaisons sont générales et continuelles; parfois la malade a de la xanthopsie. Les règles se maintiennent normales; le sommeil est médiocre.

Dans l'espace de sept mois, *l'état général devient de plus en plus mauvais;* la faiblesse s'accentue, est extrême; et, lorsque la malade vient consulter le Dr Baltus, le 14 juin, elle a maigri de 25 kilogrammes.

On diagnostique un ictère chronique par obstruction, *probablement calculeuse,* du choledoque ou par cancer de la tête du pancréas ; et la malade fut envoyée aussitôt au Professeur Duret. »

L'épuisement de la malade, lorsque nous la vîmes, était tel qu'on pouvait redouter une intervention : elle ne pouvait rien prendre, était essoufflée, avait des battements de cœur violents pour la moindre action. Nous nous prononçâmes cependant pour l'affirmative vu l'âge encore jeune de la malade. Deux causes de destruction menaçaient son existence : d'une part, la *cholémie,* et d'autre part, l'*infection.* Il était évident qu'un bon drainage des voies biliaires pouvait avoir une heureuse influence.

En juin 1907, avec l'assistance du Professeur Baltus et du Dr D. Augier, nous ouvrîmes la vésicule biliaire. Elle contenait, en assez grande abondance, une bile épaisse, brune-foncée, ressemblant à du brai de goudron ; et vers le col de la vésicule, nous parvînmes à extraire 6 calculs biliaires, brunâtres, polyédriques, dont l'un avait le volume d'une grosse noisette.

Ce dernier agissait-il par pression sur le cholédoque, de manière à empêcher tout à fait l'écoulement de la bile dans l'intestin ; cela est possible, mais très incertain.

Aussi, soupçonnant une autre cause d'oblitération du cholédoque, nous nous mîmes en devoir d'explorer ce conduit.

C'est en faisant cette recherche que nous reconnûmes l'existence, dans l'anse du duodénum, d'une *tumeur dure, bosselée, du volume des deux poings*, qui repoussait fortement les organes voisins.

Nous crûmes *à un énorme cancer de la tête du pancréas* : le cathétérisme du canal cholédoque vers l'intestin semblait d'ailleurs impossible.

Ne voulant pas exposer davantage les jours de *la malade* par une intervention trop prolongée, nous n'insistâmes pas ; et, nous nous bornâmes à faire la *cholécystostomie*, avec résection d'une portion de la vésicule très altérée.

Les suites de cette intervention furent favorables, et quelques jours après, une bile jaune-verdâtre coulait en abondance par la fistule.

C'est seulement vers la 6ᵉ semaine, que l'on put reconnaître que les matières fécales, commençaient à se colorer par la bile, d'abord par intermittence, puis d'une manière continue. La teinte acajou des urines disparut peu à peu, et la couleur de la peau devint beaucoup moins foncée. Enfin la malade parvint à s'alimenter suffisamment et reprit des forces.

Elle put retourner chez elle dans les premiers jours du mois d'août.

Nous avions fait toutes réserves, près de son mari ; car nous craignions qu'il ne s'agisse d'un cancer de la tête du pancréas.

Le cours des choses montra que notre diagnostic était heureusement erroné. La malade guérit totalement de son ictère, et retrouva son appétit et une santé complète. Trois mois après, elle avait récupéré sa fraicheur et son embonpoint.

La fistule de la vésicule biliaire persistait : mais ne donnait plus issue à de la bile. Celle-ci avait complètement repris son cours vers l'intestin, et les matières avaient tout à fait leur caractère normal.

En avril 1903, Mᵐᵉ L., vint nous retrouver, pour que nous lui fermions sa fistule : celle-ci laissait couler par intermittences, environ un verre à bordeaux ou deux par jour, d'un liquide clair, légèrement grisâtre, produit de sécrétion des parois vésiculaires.

L'examen attentif par le palper abdominal de la *tumeur pancréa-*

— 31 —

lique, autrefois si apparente et si volumineuse, montra que celle-ci *avait totalement disparu.*

Il n'avait donc pu s'agir que d'une *sclérose de la tête du pancréas,* d'une de ces *pancréatites chroniques,* aujourd'hui mieux connues, et dont l'existence suffit à engendrer le syndrome *pancréatico-biliaire.*

La malade d'ailleurs, dont la fistule est fermée, jouit aujourd'hui d'une excellente santé.

Les conclusions générales et importantes, qu'on doit tirer de cette observation et de celles réunies par Vautrin auxquelles je faisais allusion au début de cette communication :

C'est que le drainage des voies biliaires, l'*hepaticus drainage,* est une *ressource précieuse, contre toutes les infections biliaires, hépatiques ou pancréatiques,* qu'il y ait ou non des calculs cystiques ou cholédoques ; et, que employé à temps *il procure des guérisons souvent inattendues.*

HÉMATOMÉTRIE VOLUMINEUSE & PROGRESSIVE

DES PREMIERS MOIS DE LA GROSSESSE

INTERVENTION PAR LES VOIES INFÉRIEURES. — MORT

Mᵐᵉ Rond..., Cornélie, 32 ans, de Fives, entre dans notre service, à l'hôpital de la Charité. Elle nous est adressée par notre ancien chef de clinique, le Docteur Van Heuwerswyn, pour des *pertes hémorrhagiques utérines continues :* elle est enceinte des premiers mois, et notre confrère pense à un *placenta prævia,* ou à un décollement.

La malade n'a pas de passé pathologique. Elle est mariée, et mère de quatre enfants. Ses grossesses et ses accouchements n'ont rien présenté de particulier.

Elle a toujours été bien réglée, jusqu'au 3 septembre dernier.

Elle fut fort surprise, quand le 13 du même mois, elle vit survenir des pertes rouges assez abondantes.

Elle ne se croyait pas enceinte; et, elle n'eut pas attaché grande importance à cet accident, s'il ne se fut *reproduit souvent,* sans cause apparente. En même temps, elle remarqua que son ventre grossissait.

Ce n'est, que dans ces derniers jours, qu'elle se décida à consulter notre distingué Confrère, qui hésite, en raison des dires de la malade, qui n'avait pas eu de suppressions de règles, entre une grossesse avec décollement des membranes, insertion vicieuse du placenta, ou un fibrome.

La malade, voyant ses pertes continuer et ses forces défaillir, se décide alors à suivre le conseil donné, et à entrer à l'hôpital.

A son arrivée, *le 20 novembre,* elle est très pâle, sans force, avec un pouls très faible ; et, elle continue à perdre du sang en abondance.

Je l'examine le 21 au matin ; et, je constate, que le ventre est gros ; et, par la palpation, qu'il existe une tumeur, remontant à mi-hauteur du pubis et de l'ombilic, et un peu inclinée à gauche. De forme sphéroïdale, à surface unie, elle est manifestement rénittente.: le col utérin, un peu entr'ouvert, est reporté en arrière. Je pense d'abord à une *grossesse intra-utérine,* avec *insertion vicieuse du placenta,* ou *décollement des membranes,* — et je prescris le repos, l'application d'un sac de glace, des injections vaginales antiseptiques.

Le lendemain, dimanche 22 novembre, je trouve la malade plus pâle, plus affaiblie, avec un teint sub-ictérique. Mais, ce qui m'étonne davantage, c'est de voir qu'en 24 heures, la tumeur a *notablement augmenté de volume,* et qu'elle atteint l'ombilic, et est devenue plus molle. *Cet accroissement de volume rapide,* cet affaiblissement continu, ce facies anémié, me font penser à une *hémorrhagie interne* et à une *grossesse extra-utérine,* dont le sang aurait subi une sorte d'enkystement : je prescris de continuer le *repos* absolu, la glace, les injections — et je décide une intervention pour le lendemain.

Le lundi 23 novembre, je fais une laparotomie médiane sous-ombilicale, dans un but d'exploration ; et croyant, d'autre part, qu'il pouvait s'agir d'une *grossesse ectopique.*

L'abdomen ouvert, on constate, non sans quelque surprise, que la tumeur qui se présente, remonte à deux travers de doigts au-dessus de l'ombilic : elle avait encore augmenté de volume, depuis la veille. La surface est uniforme, son aspect rosé, sa consistance molle et rénittente ; et, comme les plexus veineux ne sont pas très développés, on se demande pendant quelques instants, si on est en présence d'un *fibrome mou, infiltré,* ou d'une *grossesse simple avec hydramnios.*

Nous posons même, la question de l'*hystérectomie de Porro,* pensant bien qu'une grossesse, dans de telles conditions d'épuisement, avec de telles pertes, ne pouvait continuer son évolution ; que d'ailleurs notre conviction était que le fœtus était déjà mort (1), et que la malade succomberait. Mais son affaiblissement était si prononcé, s'accentuait si rapidement, même pour une simple laparotomie, que nous nous décidâmes à refermer rapidement le ventre, et à agir de préférence, par les voies inférieures.

Lorsque la malade fut mise dans la position gynécologique, dorso-lombaire, nous dilatâmes facilement le col avec quelques grosses bougies d'Hégar.

Nous introduisîmes la curette ; et bientôt, furent extraits de *volumineux et abondants caillots sanguins, en même temps que s'écoulait dans la cuvette, placée au-dessous de la vulve, une grande quantité de sang liquide, très noirâtre, décomposé, un peu fétide.*

A un certain moment, sous un coup de curette, dirigé en avant, s'écoula brusquement un flot de liquide, non sanglant, mais semblable à une décoction de feuilles de noyer, légèrement teintée ; *nous avions ouvert le sac amniotique.*

Il nous fut possible, dès lors, mais non sans peine, d'extraire successivement diverses parties fœtales : d'abord des intestins, puis un bras avec la main, de teinte brun-rougeâtre, comme s'il y avait eu un commencement de macération ; puis, d'autres membres, certaines parties de viscères, des membranes..., et, ce n'est que tout à fait à la fin, que vint le *placenta* en entier et d'aspect normal, ne contenant ni hématomes, ni indurations. L'ensemble de ces parties indiquait une grossesse d'environ six semaines à deux mois.

Lorsque tout fut terminé, la cuvette, assez grande, était remplie jusqu'aux bords ; ce qui démontre bien, que l'épanchement intra-utérin avait été considérable.

On procède à d'abondants lavages intra-utérins, avec de l'eau très chaude. On place un gros drain dans la cavité utérine ; et, on remplit le vagin de gaze iodoformée.

Il fallut faire des injections d'éther, d'huile camphrée, et enfin de sérum salé, pour ramener la vitalité chez cette malade, exsangue et très affaiblie. Placée horizontalement et avec

---

(1) L'intervention a montré, qu'il en était bien ainsi, puisque le fœtus extrait avait déjà subi *un commencement d'imbibition.*

précaution dans son lit, on l'entoure de bouillottes chaudes ; on lui donne un lavement de café et de cognac.

Elle revient assez bien à elle ; mais elle est très faible. L'après-midi, quand elle est réchauffée, on lui met un sac de glace sur l'abdomen, et on relève ses forces par tous les procédés usités.

24 novembre. — A la visite du matin, la malade paraît assez bien ; elle s'est relevée ; sa face est moins pâle et son pouls meilleur. On enlève la gaze du vagin, et on donne une injection bien chaude : celle-ci entraîne quelques débris de membranes, et la petite tête fœtale, vide du cerveau, enlevé la veille, par la curette.

Dans la journée, elle *paraît* se maintenir, se remonter même. Mais, le 25 au matin, elle meurt, sans fièvre, avec toute sa connaissance, et comme épuisée, à bout de forces (1).

A) La première question qui se pose, à la suite d'un fait si exceptionnel, est la suivante : A quoi a succombé la malade ? — A l'épuisement, sans doute, causé par les hémorrhagies, les pertes incessantes des jours et des semaines.

(1.) *Autopsie par M. le Dr D. Augier.* — « L'utérus est gros, très flasque ; il mesure 13 cent. de hauteur, depuis l'orifice utérin jusqu'au milieu de son bord supérieur, et environ 10 cent. de largeur. A la section au niveau de la paroi antérieure, sur la ligne médiane, on constate que l'épaisseur des parois utérines, avec les formations y attenantes, est d'environ 2 centimètres. La surface interne est inégale, parsemée de saillies rougeâtres, dures, adhérentes.

» Au niveau de la paroi antérieure, près de la corne droite, existe un fragment faisant saillie du volume d'une petite noix ; ce fragment siège au niveau de l'insertion placentaire ; le placenta paraît s'être inséré au niveau de la moitié droite de l'utérus, dans sa partie supérieure, en prenant la corne utérine comme centre. Toute cette portion de la cavité utérine est extrêmement irrégulière et anfractueuse. Dans tout le reste de son étendue, les saillies et irrégularités sont beaucoup moindres. A noter que le tiers interne de la paroi utérine proprement dite est de coloration rougeâtre, par imbibition sanguine ; cette portion semble constituée par la caduque très épaissie, *puisqu'elle atteint, en certains points, près d'un centimètre.*

» Tous les autres organes sont sains ; mais pâles et très anémiés. Le cœur est petit, rétracté, vide de sang, sans lésions valvulaires ».

précédentes : mais, aussi à une *profonde toxhémie* engendrée
par l'absorption du sang décomposé, retenu en si grande
abondance dans la matrice, et devenu fétide. Et cependant,
ni les jours qui ont précédé l'opération, ni les suivants, le
thermomètre n'a accusé aucune élévation.

C'est qu'il y a eu, *intoxication* mais non *infection*. Peut-
être les agents microbiens ne jouaient-ils qu'un rôle secon-
daire, dans cette cavité, en partie close —, ou encore, les
pertes de sang continuelles, prévenaient l'élévation thermique
— ou enfin, l'absorption ne portait que sur les produits toxi-
ques... C'est là, un problème difficile à résoudre, en l'absence
d'examens bactériologiques.

B) L'*histoire* de ces *hématométries*, ou *hémorrhagies
internes*, retenues, en partie du moins, *dans la cavité utérine
en état de gestation*, n'est pas très connue.

Bustamente, dans sa thèse (1868), en relate plusieurs exem-
ples. L'auteur cite trois cas empruntés à Delafortérie, à
Albinus, et à un auteur anglais, où l'hémorrhagie se fit *entre
l'utérus et les membranes*, et suffit pour amener la mort ; à
l'autopsie, on trouva une grande quantité de sang *accumulée
dans l'utérus*. « Ces faits sont exceptionnels, et il n'en est
pas moins avéré que l'hémorrhagie interne, grave pour la
femme avant la rupture des membranes, *est une rareté.* »
(X. Delore, art. Placenta, *in* Dict. encyclopéd.).—Il paraîtrait
que Mauriceau eut été le témoin impuissant, d'un cas semblable, chez sa propre femme. — D'autre part, le professeur
Pinard, eut à intervenir juridiquement en faveur d'une
infortunée sage-femme, qu'on avait emprisonnée, parce que
dans un cas semblable, prise d'épouvante, elle n'avait osé
intervenir pour délivrer la malade, qui succomba.

Il est difficile d'expliquer, d'une part, l'*origine causale de
ces hémorrhagies*, et pourquoi le sang ne s'écoule pas complètement au dehors, et reste emprisonné par grande quantité
dans l'utérus, entre les parois de cet organe et les membranes.

Le *point de départ* de l'écoulement sanguin est-il dans les *vaisseaux utéro-placentaires*, dont la rupture aménerait un décollement partiel du placenta, comme c'est la règle ordinaire ; ou se trouverait-il, plutôt, *dans les vaisseaux propres de l'utérus*, au voisinage de la caduque utérine. Les membranes, décollées en partie seulement, s'opposeraient à l'issue du sang à l'extérieur.

Chez notre malade, le placenta de la largeur de la paume de la main d'un enfant de 10 ans, paraissait *absolument sain ;* ni apoplexie, ni hématome, au centre et sur les bords.

D'autre part, le sang s'était bien épanché *à l'extérieur de l'œuf ;* car, lorsque la curette déchira les enveloppes de celui-ci, il s'échappa un liquide clair, à peine teinté.

Pourquoi enfin, une partie du sang filtrait-elle à l'extérieur, tandis qu'une *grande quantité était retenue à l'intérieur* et croissait rapidement en abondance ?

L'origine de la rupture vasculaire était-elle traumatique, ou essentiellement pathologique ?

Chez notre malade, nous n'avons relevé aucun traumatisme, aucune violence extérieure.

Mais, *dans un effort,* aurait pu intervenir le fameux *coup de bélier hématique,* dans lequel la pression augmentant brusquement dans les tissus utérins, aurait produit une déchirure ; de cet effort, la malade n'aurait gardé aucun souvenir.

Nous croyons, vu la rareté de ces faits, qu'il s'agit plutôt de grossesses survenant dans des utérus, atteints d'*endométrite chronique,* affection qui, d'une part, favorise l'adhérence pathologique des membranes, et de l'autre, crée des vaisseaux néoformés, dont la déchirure est facile.

C) Quelle *conduite chirurgicale* tenir, en ces *redoutables circonstances ?*

Nous avons vu que, dans les cas précités, on n'est pas intervenu, et que toutes les malades ont succombé. Dans le cas de Mauriceau, cependant, le terme étant proche, on fit l'accouchement prématuré : mais, la malade ne fut pas sauvée.

Il semble d'ailleurs, que les *hématométries de la grossesse*, s'observent aussi bien dans les premiers mois, que vers sa fin.

Convient-il d'avoir recours à l'*avortement provoqué* (puisque le fœtus est mort) et à l'évacuation de l'utérus, ou si le terme est proche à l'*accouchement prématuré*? Ou, au contraire, dans tous les cas, serait-il préférable de pratiquer l'*hystérectomie abdominale*, selon le mode de Porro?

A l'heure présente, les faits connus dans la science sont trop peu nombreux, pour qu'on puisse établir une règle générale.

Sans aucun doute, chez notre malade, l'ablation de l'utérus et de son contenu eut prévenu tout danger d'intoxication, ou d'infection ultérieures. Il semble, que la malade aurait pu se remettre plus sûrement.

Nous n'avons pas osé entreprendre cette opération, *tant elle était épuisée et exsangue.*

Et d'ailleurs, bien que l'évacuation de l'utérus par les voies inférieures eut été faite rapidement et complètement, malgré des lavages à l'eau très chaude, et bien qu'ultérieurement ne fut survenue aucune perte; que la réaction opératoire, le soir et le lendemain eut été bonne; qu'aucune fièvre, aucune réaction péritonéale, ne fut survenue le surlendemain; dans la matinée, elle mourut en pleine connaissance, *dans le collapsus,* par épuisement nerveux, par perte de sang, et sans doute à cause de la *toxhémie antérieurement produite.* Les injections d'huile camphrée, de caféine, de sérum, les lavements toni-excitants, avaient suffi à la remettre du *choc opératoire proprement dit,* mais non à lui éviter une terminaison fatale.

D) Un dernier mot. — Comment diagnostiquer les *hématométries de la grossesse ;* diagnostic difficile surtout dans *les premiers mois ?*

Notre malade ignorait qu'elle fût enceinte : puisque, dit-elle, ses règles avaient eu lieu le 5 septembre, comme par le passé ; et, à partir du 13 septembre, avait commencé la série des hémorrhagies ; et cela, *pendant près de deux mois.*

Nous avons vu, qu'on avait pensé successivement à un *fibrome avec métrorrhagies,* à *une grossesse avec placenta prœvia.* — En voyant la tumeur abdominale s'accroître rapidement sous nos yeux, j'avais émis l'hypothèse qu'il s'agissait d'une *grossesse extra-utérine,* avec volumineuse hématocèle pelvienne.

Et lorsque, l'abdomen ouvert, nous eûmes la tumeur sous les yeux, on reconnut rapidement, *qu'il ne s'agissait pas d'une grossesse extra-utérine.*

Mais, en l'absence de développement des plexus pampiniformes, pouvait-on écarter l'hypothèse d'un fibrome mou, infiltré, avec cavités kystiques, ou géodes ?

Nous le fîmes, cependant, en nous ralliant au diagnostic *de grossesse interrompue avec hydramnios ;* tant la mollesse et la fluctuation étaient manifestes ! Les hémorrhagies s'expliquaient alors par un décollement placentaire. Mais, à ce moment, nous ne soupçonnions pas qu'une grande quantité de sang coagulé et liquide *était retenue dans la cavité utérine.*

C'est seulement, dès les premiers coups de curette, que ce fait devint manifeste, d'autant plus que la quantité extraite remplit une cuvette jusqu'aux bords.

A l'avenir, il nous semble que le *diagnostic* pourra être établi ; *d'une part,* en tenant compte de la *forme,* du *siège* et de l'*accroissement rapide* de la tumeur, qui indique que l'*utérus seul est en cause,* en même temps qu'il est le siège d'une hémorrhagie incessante ; et, *d'autre part,* il faudra s'efforcer par tous les moyens, de dépister l'existence *d'une grossesse,* dont les manifestations *sont parfois très obscures, surtout dans les premiers mois.*